CONSIDÉRATIONS PRATIQUES

SUR

L'HYDROCÈLE ET LE SARCOCÈLE

PAR M. GERDY,

PROFESSEUR DE PATHOLOGIE EXTERNE A LA FACULTÉ DE PARIS, CHIRURGIEN
DE L'HOPITAL SAINT-LOUIS,

recueillies et publiées

D'APRÈS LES LEÇONS DE CLINIQUE CHIRURGICALE DE M. LE PROFESSEUR
GERDY,

PAR LE DOCTEUR BEAUGRAND,

Ancien interne des hôpitaux.

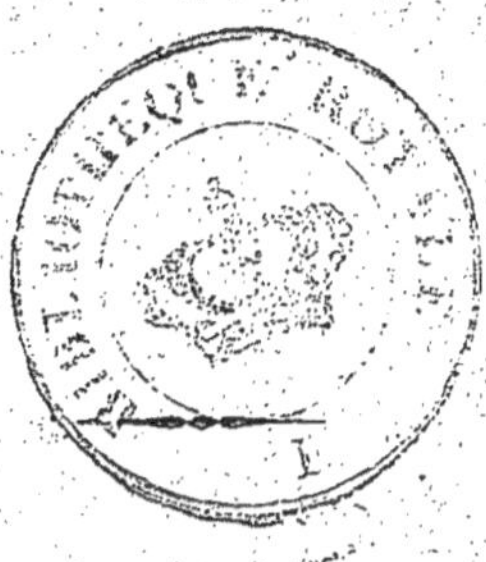

PARIS

IMPRIMERIE ET FONDERIE DE FÉLIX LOCQUIN ET COMPie,
RUE NOTRE-DAME-DES-VICTOIRES, 16.

1838.

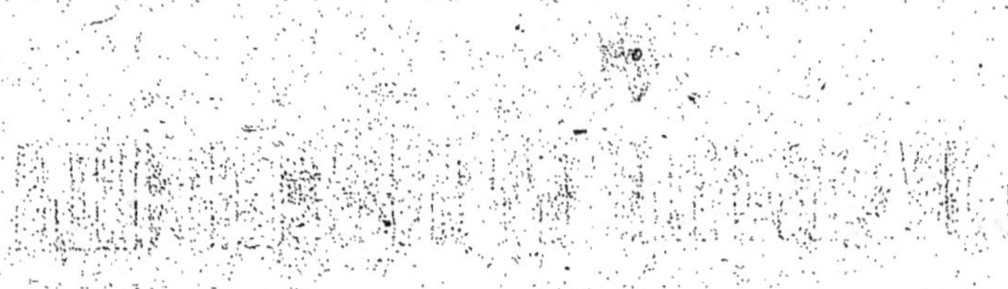

CONSIDÉRATIONS PRATIQUES

SUR

L'HYDROCÈLE ET LE SARCOCÈLE.

Les maladies des parties génitales de l'homme ont été pour la plupart connues et étudiées dès la plus haute antiquité. Celse nous a laissé un chapitre fort intéressant dans lequel sont énumérées et décrites, avec la clarté et la précision ordinaires à cet écrivain, les principales tumeurs qui peuvent se former dans les bourses. Ces tumeurs sont désignées par des noms composés, formés d'un mot qui exprime la nature de la maladie et terminés par le mot *κηλη* qui signifie tumeur. De là les mots *hydrocèle*, *sarcocèle*, *varicocèle*, *entérocèle*, etc., suivant que la tuméfaction est déterminée par la présence d'un liquide semblable à de l'eau, par une production de matière analogue à de la chair, par des veines dilatées, par l'intestin, etc., etc. Les mêmes noms se sont transmis jusqu'à nous et sont encore employés par tous les chirurgiens dans la même acception. Dans cet article nous avons pour but de présenter quelques considérations pratiques sur le traitement de l'hydrocèle et du sarcocèle, considérations qui depuis 1834 ont fait plusieurs fois le sujet des leçons de clinique à l'hôpital St-Louis. Nous terminerons par des remarques sur le paraphimosis.

§ 1. *De l'hydrocèle.*

L'hydrocèle est sans contredit la maladie qui affecte le plus souvent le scrotum ; aussi a-t-elle exercé de tout temps la sagacité des chirurgiens qui, comme nous le verrons plus tard, ont proposé une foule de moyens divers pour obtenir une cure radicale. De ces procédés il en est un qui depuis le siècle dernier semble avoir réuni tous les suffrages : c'est l'injection dans la tunique vaginale d'une liqueur excitante. Mais quelle liqueur convient-il d'employer : tel est le sujet sur lequel nous avons, nous aussi, tenté plusieurs expériences, dans le détail desquelles nous allons entrer après avoir posé quelques généralités sur la maladie elle-même.

L'hydrocèle est constituée par une accumulation de sérosité dans la tunique vaginale du testicule ou dans les enveloppes du cordon spermatique.

1° *Dans la tunique vaginale*, deux circonstances peuvent se présenter ; ou bien la séreuse testiculaire communique avec le péritoine, et alors le liquide qu'elle renferme peut refluer dans le ventre ; c'est *l'hydrocèle congénitale* ; ou bien la communication n'existe pas, et le liquide est contenu dans une poche exactement fermée de toutes parts, c'est *l'hydrocèle acquise* des auteurs.

2° *Dans le cordon spermatique*, l'accumulation du liquide peut aussi avoir lieu de deux manières différentes. On sait que vers le cinquième ou sixième mois de la vie intra-utérine, le testicule, logé jusqu'alors dans le ventre, descend entraîné par le *gubernaculum testis* et pousse devant lui le péritoine : celui-ci tiraillé dans ce trajet s'alonge, est résorbé par parties, et forme ainsi de petits appendices séreux qui restent attachés le long du cordon spermatique. Si par une cause quelconque un amas de sérosité vient à se produire dans ces appendices, il en résulte dans certains cas un chapelet ou plutôt une grappe plus ou moins volumineuse de kystes. Dans d'autres cas, le liquide se produit dans le tissu cellulaire du cordon ; alors il écarte, il distend les mailles de ce tissu et se forme ainsi des loges de dimension variable dont les parois peuvent, avec le temps, acquérir une consistance très considérable. De toutes ces différentes variétés, l'hydrocèle acquise est de beaucoup la plus commune, aussi ne sera-t-il guère question ici que de cette variété.

Les *causes* de l'hydrocèle sont loin d'être connues ; et si nous examinons à cet égard les observations que nous avons sous les yeux, nous verrons que dans plus de la moitié des cas elles n'ont pu être appréciées. Presque toujours, lorsque le malade a donné quelques renseignements sur l'origine de sa maladie, on a pu la rapporter à une lésion traumatique : ainsi, chez l'un, le testicule a été froissé par un coup de genou dans une lutte ; chez un autre, c'est un chien qui, s'élançant pour le caresser, lui heurta violemment les bourses ; un troisième, voulant enjamber une fenêtre, glisse et tombe rudement à cheval sur la barre ; un quatrième reçoit un coup de pied, etc., etc. Dans d'autres cas, la maladie s'est manifestée à la suite de grandes fatigues, d'équitation prolongée, comme M. Larrey l'a fréquemment observé à l'armée. On a dit que l'orchite syphilitique pouvait prédisposer à l'hydrocèle. J'ai rarement rencontré cette circonstance antécédente, bien que les malades ne fissent pas difficulté d'avouer qu'ils avaient eu des chancres ou des écoulements blennorrhagiques. Est-on plus instruit sur la cause prochaine de l'hydrocèle ? et les auteurs ont-ils bien éclairci la question quand ils ont dit que cette hydropisie résultait d'un défaut d'équilibre entre l'exhalation et l'absorption ?....... Non assurément. Il faut reconnaître que d'habitude, dans les séreuses, l'absorption est beaucoup plus active que l'exhalation ; et la preuve c'est que de l'eau injectée dans une de ces membranes est très rapidement résorbée ; d'un autre côté, quand de la sérosité s'accumule dans le péritoine ou la tunique vaginale, il est très probable, pour ne pas dire certain, que le fait est dû à ce que l'absorption est entravée dans son exercice.

L'accumulation de sérosité dans la membrane d'enveloppe du testicule peut-elle reconnaître pour cause un obstacle au cours de la circulation veineuse, comme cela s'observe si souvent pour les hydropisies des autres séreuses. La chose est possible, mais le fait a-t-il lieu souvent ? l'expérience répond d'une manière négative. Observons en effet ce qui se passe dans les maladies du cœur : nous verrons que le scrotum s'œdématie et que le liquide siège non dans la tunique vaginale, mais dans le tissu cellulaire ; en un mot qu'il y a œdème des bourses et non

hydrocèle. Ainsi dans un cas observé sur un malade affecté si-
multanément d'hydrocèle double et d'anévrysme du cœur, j'ai
pu constater que cette seconde maladie, dont les premiers
symptômes ne dataient que d'un an, et qui à deux reprises avait
entraîné un œdème fort considérable des membres inférieurs,
n'avait exercé aucune influence sur l'hydrocèle, dont l'origine
remontait à douze ans, et qui avait suivi une marche progressive
et régulière.

Les auteurs qui ont noté la fréquence plus grande des hernies
à droite qu'à gauche n'ont pas cherché à savoir s'il en était de
même de l'hydrocèle, et, jusqu'à ce jour, chose assez remar-
quable, dans les histoires publiées, il est fort rare que le siège
à droite ou à gauche soit indiqué. Voici ce qui résulte d'un re-
levé de 36 observations dans lesquelles cette circonstance est
mentionnée :

$$
\begin{array}{ll}
\text{à gauche.} & \text{18 fois.} \\
\text{à droite..} & \text{13} \\
\text{double.} & \text{5} \\
\hline
\text{Nombre total.} & \text{36}
\end{array}
$$

Ainsi, d'après cette statistique (trop faible pour avoir autorité
de loi), l'hydrocèle serait un peu plus fréquente à gauche qu'à
droite.

Un point fort intéressant dans l'histoire de cette maladie,
c'est l'état anatomique de l'organe altéré, en d'autres termes,
l'anatomie pathologique. Nous avons ici trois choses à examiner : 1° le liquide contenu ; 2° les enveloppes ; 3° l'état du
testicule.

Les *enveloppes* de l'hydrocèle sont, de dedans en dehors, la tunique vaginale, l'expansion du *fascia transversalis*, le crémaster,
le *fascia superficialis*, et la peau. Si la maladie est ancienne,
le tissu cellulaire interposé entre ces différentes tuniques, et
qui se continue avec les lames celluleuses qui revêtent ou sé-
parent les muscles du ventre, se change lui-même en membranes fibreuses plus ou moins épaisses. Tout le monde sait

qu'on a trouvé les parois de la tunique vaginale transformées en tissu cartilagineux, soit dans toute leur étendue, soit seulement dans quelques points ; qu'on y rencontre des plaques de matière crétacée et même de substance osseuse. Ces diverses dégénérations ont d'ailleurs été observées dans tous les kystes séreux ; la plèvre elle-même a été vue changée en une cuirasse calcaire. Il n'est donc pas étonnant de rencontrer de pareilles altérations dans l'hydrocèle ; et si nous passons aux produits sans analogues dans l'état sain, le tubercule, la matière colloïde, etc., etc., pourront se former et être déposés dans l'épaisseur des enveloppes.

L'intérieur de la tunique vaginale peut être divisé en plusieurs loges, parcouru par des brides, des cordons fibreux, etc.

Enfin, comme l'a observé Dupuytren, une hernie peut exister avec une hydrocèle congénitale ou acquise ; et même, dans certains cas, se faire jour dans la seconde.

Le liquide, dont la quantité varie de quelques cuillerées à plusieurs livres, est le plus souvent limpide et de couleur citrine, quelquefois même presque complètement incolore. Dans d'autres cas, assez rares aussi, il est trouble, lactescent, ou d'un jaune foncé ; ailleurs il est épais, boueux, semblable à du chocolat ; quelle est la cause de ces différences ? Tout porte à croire que c'est à un épanchement de sang plus ou moins abondant qu'il faut la rapporter. Ce liquide a-t-il été exhalé en petite quantité ? la matière de l'épanchement sera seulement teinte en jaune comme on le voit dans certains kystes hémorrhagiques anciens du cerveau. Plus abondant, il donne cette couleur brune foncée, et cette consistance crémeuse dont on a parlé. Doit-on aussi attribuer à des hématocèles anciennes les transformations cartilagineuses ou osseuses, comme le faisait Laënnec pour les altérations analogues qu'il rencontrait dans les plèvres ? Je ne le pense pas. Il est d'ailleurs démontré aujourd'hui, en anatomie pathologique, que la présence du sang à l'état d'épanchement n'est pas nécessaire pour que de semblables productions puissent avoir lieu.

Une circonstance assez rare, que j'ai cependant eu l'occasion d'observer plusieurs fois sur des cadavres lorsque j'étais aide d'anatomie à la faculté de médecine, c'est l'existence dans le liquide de petites paillettes brillantes, micacées, d'un beau jaune d'or, et qui d'après une analyse de M. Barruel ne seraient autre chose que de la cholestérine. D'autres personnes ont depuis rencontré le même phénomène, nous en parlerons à l'occasion des kystes du scrotum.

Quant au testicule, il est presque toujours situé en arrière; mais comme il peut se rencontrer aussi en avant, ainsi que nous le verrons bientôt, il faut examiner avec soin sa position avant de pratiquer la ponction. Enfin le testicule ou l'épididyme sont souvent altérés. C'est ce qui constitue les hydro-sarcocèles, dont nous parlerons plus tard. On a aussi constaté l'atrophie de ces organes dans des hydrocèles anciennes.

Nous n'insiterons pas ici sur les symptômes et le diagnostic différentiel de cette maladie; ils sont généralement bien décrits par les chirurgiens. Nous ferons seulement remarquer que la forme de la tumeur est très variable, qu'elle est tantôt, et le plus souvent, pyriforme, quelquefois cylindrique, ailleurs en gourde, ici globuleuse et régulièrement arrondie, là inégale et bosselée, toutes circonstances qui paraissent tenir à la manière dont les enveloppes se sont laissé distendre, soit également dans toutes leurs parties, soit inégalement, ou bien à la présence de brides ou cloisons. L'épaisseur des parois et l'état du liquide devront nécessairement modifier la transparence de l'hydrocèle et rendre le diagnostic plus difficile. Le praticien doit être prévenu de ces chances d'erreur, afin de réunir le plus de données possibles dans les cas douteux.

Il est bien évident que le pronostic de l'hydrocèle ne saurait être fâcheux par lui-même; il ne l'est que par les complications, comme les hernies et le sarcocèle. Arrivons de suite au traitement.

Nous dirons, dans l'historique, quels ont été les principaux moyens indiqués par les auteurs pour guérir l'hydrocèle: presque tous sont tombés en désuétude, surtout l'incision, pratique excusable chez les chirurgiens ignorants et barbares des siècles passés, mais universellement rejetée aujourd'hui que nous possédons un moyen moins douloureux et certainement aussi efficace. Cependant, je sais qu'il y a peu de temps un chirurgien, qui a probablement adopté cette méthode parce qu'il aime singulièrement à couper, a perdu un malade qu'il avait opéré par incision.

Toute opération doit être considérée en elle-même, et relativement à ses suites, ou aux accidents qui peuvent la compliquer :

1° L'opération se compose ici de deux temps bien distincts, la ponction et l'injection.

La ponction exige quelques recherches préalables; et d'abord l'hydrocèle est-elle congénitale ? On sait que la condition anatomique de cette variété consiste dans une communication entre la tunique vaginale et la cavité du ventre; dès lors le liquide épanché doit, si l'on comprime la tumeur, refluer dans l'abdomen; tel est le signe pathognomonique. Or, on ne peut songer à pratiquer une injection irritante dans une semblable tumeur, sans exposer l'opéré à une phlegmasie du péritoine, phlegmasie dont on connaît les dangers. Ainsi, quand il s'agit d'une hydrocèle congénitale, on ne doit pas pratiquer l'opération. La présence d'une hernie peut être encore une contre-indication. Dans les cas d'hydro-sarcocèle on ne devrait pas tenter la cure radicale, car la nature irritante de l'injection pourrait influer d'une manière fâcheuse sur la marche du sarcocèle. Tout au plus doit-on alors essayer la cure palliative, c'est-à-dire la ponction pure et simple pour évacuer le liquide.

Un dernier point fort important, c'est la recherche du testicule: le toucher, soigneusement pratiqué, révèle en général le siège qu'il occupe; mais on le reconnaît surtout à la nature des douleurs que le malade éprouve lorsqu'on vient à le comprimer entre les doigts, alors même qu'on ne le distingue pas. Il faut avoir bien soin de ne pas le piquer en opérant; et comme il se trouve presque toujours en arrière plus ou moins haut, on plonge le trois-

quarts en avant et de bas en haut, en le tenant de manière à ce qu'il
ne puisse pénétrer que dans l'étendue d'un pouce environ, et en
dirigeant un peu sa pointe en avant. La ponction faite, on en-
fonce profondément la canule dans la tunique vaginale. Les auteurs disent de bien maintenir la canule pendant l'évacuation du
liquide, afin qu'elle n'abandonne pas la cavité de la tunique vaginale, et que par suite l'injection ne se trouve pas projetée dans le
tissu cellulaire. Cette recommandation n'est pas aussi fondée qu'on
l'imagine : lorsque le trois-quarts est plongé dans le scrotum, la
peau revient sur elle-même et embrasse étroitement l'instrument
qui la traverse. La constriction qu'elle exerce alors est si mar-
quée qu'il faut un effort pour la vaincre, et l'on ne peut en général
faire sortir la canule qu'en la tirant avec une certaine violence.

Nous avons dit que les *injections* réussissaient presque toujours : d'ordinaire on les pratique avec du vin chaud avec addition
ou sans addition de diverses substances plus ou moins actives.
On a aussi essayé d'autres liqueurs pour rechercher si quelqu'une
ne donnerait pas encore de meilleurs résultats que le vin. Voici
quelques essais que j'ai tentés dans cette direction.

1° *Injection d'eau pure.* Le 10 juillet 1834, j'opérai d'une
hydrocèle siégeant à droite et développée sans cause connue, un
homme de 32 ans, et d'une assez mauvaise constitution. La tumeur était ovoïde, du volume des deux poings environ, et offrait
cette particularité que le testicule siégeait en avant et au milieu
de la hauteur du scrotum. La ponction faite avec les précautions
qu'exigeait cette anomalie, il sortit près d'une pinte de sérosité
très limpide. Je fis faire trois injections d'eau chaude à 35° cen-
tig. environ, qui séjournèrent quelques minutes et déterminèrent
à peine de légères douleurs le long du cordon. Le scrotum fut
ensuite revêtu de compresses imbibées d'eau chaude animée
d'un quart environ d'eau-de-vie camphrée. Les trois premiers
jours se passèrent sans accident, mais le quatrième le scrotum
rougit et se tuméfia dans la partie droite, des cataplasmes émollients ne calmèrent pas l'irritation, une fluctuation bien mani-
feste me faisait craindre d'être obligé de pratiquer une seconde

ponction. Enfin le 8ᵉ jour une application de vingt-cinq sangsues fit cesser les accidents. A dater de ce moment le scrotum rentra dans ses dimensions normales et le malade sortit à la fin du mois parfaitement guéri.

Cette observation est fort curieuse en ce qu'elle nous montre une simple injection d'eau chaude déterminant une vive inflammation des bourses, et suivie d'une prompte guérison, puisqu'elle exigea à peine vingt jours de durée.

2° *Injection d'eau alcoolisée.* Elle a été pratiquée chez quatre malades. Je faisais mettre environ un dixième d'alcool camphré dans de l'eau, et trois injections étaient pratiquées comme on a coutume de le faire pour le vin chaud. Chez un premier malade, qui portait depuis un an une hydrocèle développée dans le scrotum du côté gauche, les injections furent peu douloureuses et la guérison marcha sans entraves ; au bout de trois semaines, il put sortir de l'hôpital.

Dans le second cas, la guérison fut également rapide, et l'opération présenta une particularité dont nous parlerons bientôt, en traitant des accidents qui peuvent compliquer la cure par l'injection.

La troisième observation mérite d'être rapportée avec quelques détails.

Chez ce malade, âgé de quarante-deux ans, la tumeur s'était formée sans cause appréciable, et datait de deux ans ; son volume égalait celui de la tête d'un fœtus à terme. Le 30 avril (1834), il fut opéré par ponction et injection avec le vin chaud ; mais, au bout de quelques jours, la tuméfaction reparut et acquit bientôt le volume qu'elle offrait avant l'opération, il n'y avait pas de douleur, pas d'inflammation. Le 15 mai, une seconde ponction fut pratiquée et donna issue à une quantité assez considérable de sérosité à peine lactescente. Trois injections furent pratiquées avec l'eau alcoolisée, et le malade en ressentit *plus de douleur* qu'il n'en avait éprouvé à la première opération. Bientôt une violente inflammation s'empara du scrotum : des cataplasmes de fécule furent appliqués sans succès : la piqûre résultant de la ponction s'ouvrit d'elle-même, et donna issue à de la matière purulente, claire et ténue, et à des gaz. Le 29 mai, dans la nuit, un abcès s'ouvrit spontanément, un second fut ouvert le 6 juin, un troisième et un quatrième le furent encore dans le courant du mois. Enfin trois applications de sangsues, faites à diverses reprises, finirent par triompher de l'inflammation ; et, à dater du 2 juillet, les accidents disparurent, le scrotum revint à sa dimension ordinaire, et le 27 juillet le malade put sortir, près de trois mois après la première tentative, et d'un mois et demi après la seconde.

Chez le quatrième malade, on n'observa rien de semblable ; mais l'hydrocèle reparut, et l'on fut obligé pour en obtenir la cure radicale, d'avoir recours aux injections avec le vin chaud.

Que conclure de résultats aussi divers ? Doit-on attribuer à l'eau alcoolisée ou à une disposition toute particulière les accidents observés chez le troisième malade ? Remarquons ici que l'eau chaude seule fait naître une inflammation assez forte; que le vin, dans certains cas, produit des phénomènes analogues. Enfin nous verrons plus loin un vésicatoire amener la gangrène de la peau des bourses.

3° Injections avec de l'eau alumineuse. Dans ces derniers temps, j'ai tenté quelques expériences avec l'eau saturée d'alun ; seulement, au lieu de l'employer à une température un peu élevée, elle a été injectée froide. Deux malades ont été soumis à l'emploi de ce moyen. Voici en quelques mots les résultats que j'ai obtenus :

1° Un peu du liquide des injections s'étant épanché autour du point ponctionné, il se forma un petit abcès auquel on doit attribuer le retard observé dans la guérison : celle-ci n'eut lieu qu'au bout d'un mois et demi environ ;

2° Chez le second, l'opération fut pratiquée le 24 novembre 1837. Au bout de quelques jours, il s'est manifesté un peu de gonflement, qui a cédé peu à peu avec une extrême lenteur ; aujourd'hui, 19 décembre, le scrotum offre son volume normal. Le malade peut être regardé comme guéri. Notons que l'injection a été accompagnée de douleurs fort légères dans le trajet du cordon spermatique.

Passons à une autre expérience.

4° *Injection d'eau salée.* Le 24 novembre, j'injectai dans une hydrocèle enkystée du cordon une dissolution froide, saturée de sel marin ; la douleur fut assez vive vers la partie supérieure du cordon. Les parties malades furent pansées avec des compresses trempées dans la même dissolution. Le lendemain, il survint de fortes coliques, le malade vomit. Une application de sangsues et quelques lavements émollients calmèrent les accidents ; mais la douleur persistant dans le côté gauche de l'abdomen, on appliqua sur ce point un vésicatoire. Dès lors, une amélioration rapide eut lieu, et le malade sortit guéri le 4 décembre, douze jours après l'opération.

Dans cette observation, le succès a été obtenu avec une grande rapidité, surtout si l'on compare le résultat avec celui des autres expériences, mais il s'agissait d'une tumeur du cordon testiculaire dont le volume égalait à peine celui d'un œuf. Il faudrait tenter des essais semblables sur de volumineuses hydrocèles, et si l'on juge par analogie avec ce qui s'est passé dans les faits que nous avons relatés jusqu'à présent, il est probable que le sel marin n'aurait pas plus d'efficacité que l'alun ou que l'eau alcoolisée.

Dans ces derniers temps, on a beaucoup vanté les injections de solution iodée (un ou deux gros de teinture d'iode par once d'eau); mais je sais que ce moyen n'a pas plus d'efficacité que l'injection vineuse, et il est moins facile à trouver ; ainsi, sans le rejeter entièrement, il ne faut pas lui accorder plus de confiance qu'il n'en mérite, et le regarder comme un stimulant supérieur à tous ceux dont on peut faire usage dans le même but. On pourrait en proposer une foule d'autres qui auraient la même valeur et seraient certainement moins rares et moins coûteux.

Nous l'avons déjà dit, l'injection avec le vin rouge à une température assez élevée, *telle que le doigt puisse à peine la supporter,* nous semble l'un des meilleurs moyens et un excellent moyen pour obtenir la cure radicale. Ce n'est pas qu'il n'échoue quelquefois. Nous en avons cité un exemple en parlant de l'eau alcoolisée ; ce cas est même le seul que j'ai rencontré sur plus de quatre-vingts hydrocèles que j'ai opérées par le vin chaud. Mais peut-on toujours employer le vin chaud ? Non sans doute : ainsi dans les cas d'hydrocèles aiguës, récentes, une simple ponction suffira souvent, comme nous l'avons vu dans une circonstance où, prêts à faire l'injection, nous nous sommes rappelés que nous avions affaire à une hydrocèle datant à peine de six semaines, et causée par une violente contusion. L'injection irritante n'eut pas lieu, et le malade guérit parfaitement.

Enfin, j'ai actuellement sous les yeux un cas d'hydrocèle presque guéri par une contusion dans une chute. Le malade que je devais opérer vint tout récemment me consulter pour la contusion dont je viens de parler. Je lui ai conseillé un peu de diète, le repos, des bains et des cataplasmes, en lui faisant espérer que par le fait de sa contusion il guérirait très probablement s'il voulait suivre exactement mon avis.

L'espérance de la guérison m'a donné l'assurance de sa docilité, mais non la certitude de sa guérison.

J'arrive aux accidents qui peuvent venir compliquer l'opération dont il s'agit. Nous en noterons trois principaux : l'infiltration du liquide injecté dans le tissu cellulaire des bourses, les abcès et la gangrène. L'infiltration peut avoir lieu dans plusieurs circonstances, d'abord, comme l'ont dit les auteurs, lorsque l'extrémité de la canule vient à abandonner la cavité de la tunique vaginale. Ce phénomène ne se produit pas avec autant de facilité qu'on le prétend ; nous en avons dit plus haut la raison ; mais il peut survenir par un mouvement brusque du malade ou par la maladresse du chirurgien, quand celui-ci n'a pas assez enfoncé l'instrument. L'infiltration aura lieu si la tunique vaginale étant très mince le liquide poussé avec trop de violence, ou en trop grande quantité, la distend au point de l'érailler ou de la rompre dans une portion de son étendue. Aussi ne saurait-on recommander trop de précautions et de prudence à celui qui pratique l'injection. Il faut introduire le liquide graduellement, sans secousses et s'arrêter lorsque la tumeur approche du volume qu'elle présentait avant l'opération. La tunique vaginale pourra encore être déchirée par l'extrémité de la canule violemment promenée dans son intérieur, ou bien au moment de la ponction par la pointe acérée du trois-quart.

Il est une dernière circonstance dont les auteurs n'ont pas parlé, et qui peut amener l'infiltration de la matière injectée. Si, vers la fin de l'injection, le liquide est poussé avec trop de force et en trop grande quantité par un aide inexpérimenté, le trop plein se fait jour hors de la tunique vaginale en passant autour de la canule, absolument comme on voit des malades uriner en dehors de la sonde ; mais ce liquide est retenu par la peau contractée autour de la canule comme nous l'avons dit, et souvent même contenue, en outre, par les doigts du chirurgien qui tient l'instrument. Dès lors ne pouvant sortir il pénètre les mailles du tissu cellulaire autour du point ponctionné, et il se forme une petite tumeur que l'on voit augmenter très rapidement si l'on continue de pousser l'injection. Cet accident s'est déjà offert deux fois à mon observation, chez le second malade auquel on pratiqua l'injection avec l'eau alcoolisée et chez le premier qui fut soumis aux expériences avec l'eau alumineuse. Dans les deux cas l'accident fut suivi de la formation d'un petit abcès. Nous insisterons donc encore sur le précepte de faire l'injection avec lenteur et circonspection.

Les abcès du scrotum ne sont pas très rares, ils sont dus, tantôt à une de ces infiltrations dont nous avons parlé, tantôt à ce que le liquide était trop chaud ou trop irritant, tantôt, enfin, et c'est peut-être le plus souvent à une disposition particulière du malade. Bien que la production de ces abcès doive être regardée comme un accident, une complication, il ne faut cependant pas s'en alarmer. Il est facile de leur donner issue et la violence de l'inflammation dont elles sont la conséquence, détermine des adhérences solides et durables dans la tunique vaginale et donne parfois à la guérison une garantie que n'offre

pas toujours une cure exempte de tout accident. La tunique vaginale peut elle-même sécréter du pus dont la présence exi-
gerait une incision si la résorption ne se faisait pas dans l'es-
pace de quelques jours.

La gangrène ne survient guère que dans le cas où une infiltration de liquide irritant a eu lieu dans le scrotum. Voici cependant un cas assez intéressant dans lequel un vésicatoire appliqué sur le scrotum l'a déterminée : la ponction fut pratiquée
sur une hydrocèle assez volumineuse, que portait depuis sept à
huit mois un vieillard de 68 ans. Au moment de pratiquer l'injection on s'aperçut que l'orifice de la canule n'était pas en
rapport avec le volume du canon de la seringue ; il fallut donc
renoncer à ce moyen. Un chirurgien qui me remplaçait voulut
tenter la cure radicale à l'aide du vésicatoire, procédé qui a
quelquefois réussi entre les mains de Dupuytren. Un emplâtre
vésicant fut donc appliqué. Dès le lendemain une violente inflammation s'empara du scrotum, et bientôt même il se forma à la
partie inférieure et antérieure des bourses une escarre gangré-
neuse de l'étendue d'un écu de trois francs, intéressant la peau
et le tissu cellulaire sous jacent. L'escarre se détacha à la manière ordinaire, l'ulcère se cicatrisa très rapidement, et au bout
d'un mois la guérison était parfaitement établie. L'âge avancé du
sujet ne peut-il pas avoir contribué à la production de cette
gangrène ? je le pense, car d'habitude le vésicatoire ne détermine
pas de pareils accidents. Il ne faut pas accuser trop facile-
ment les procédés mis en usage, et leur attribuer exclusivement
les complications qui s'observent, mais tenir compte aussi de
l'idiosyncrasie du sujet.

Je continue les recherches dont je viens de rendre compte.
Mais j'ai cru devoir publier les résultats que j'ai obtenus jusqu'à présent pour modérer l'enthousiasme vraiment inexplicable
pour moi qu'on affecte pour les injections iodées. Sans cette circonstance je n'aurais pas osé faire paraître ce petit travail à
cause de son imperfection.